Mairesse.

T52
5

Te $\frac{52}{5}$

MA RÉPONSE

A M. le Docteur Broussais,

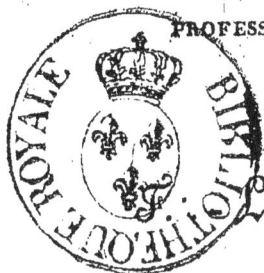

PROFESSEUR-MÉDECIN, A PARIS;

PAR

L.-J. Mairesse,

PROPRIÉTAIRE A ORIGNY,

Arrondissement de Vervins, Département de l'Aisne,

ANCIEN ÉLÈVE EN MÉDECINE.

Tu, ne cede malis, sed contrà ardentior ito.

Un génie qui ne se déploie pour la société que d'après le sentiment intime de toutes ses forces, ressemble à ces masses énormes à large base, arrivant à la perpendiculaire où elles prennent une assiette qui les rend inébranlables. Son propre soutien, il ne méprise ni ne recherche aucun appui. Bientôt cependant il se fait une grande déperdition de bave chez l'envie et la vaniteuse ignorance

qui toujours ont les oreilles aux écoutes et l'œil à la lu-
nette, *quærentes quem devorent.*

C'est ainsi qu'un *Palissot,* un *Gerdis,* un maltôtier
Dupin déclarèrent Montesquieu *incriminable;* que ce
même *Palissot,* qu'un *Servan* se rendirent les *incriminateurs* de Jean-Jacques; qu'un *Guenée,* un *Nonotte,*
un *Sabbatier* incriminèrent l'auteur de la *Henriade,* de
Mahomet, du *Dictionnaire philosophique;* qu'une pi-
toyable cotterie, appelée *Sorbonne,* criminalisa les
Epoques de la Nature, la *Théorie de la Terre;* que la
tourbe fanatique s'inscrivit en *incrimination* contre
Molière, contre les hommes pensans qui lui applau-
dissent, contre l'autorité judicieuse qui le protège.

Un tel acharnement révolte et fait trépigner l'homme
sensé, vengeur d'*office* des outrages qui s'adressent à la
raison et aux lumières. Admirateur des grands talens, il
fait front à leur ennemi. La somme de ses forces a pour
multiplicateur celle de son courage. Non pour s'en pré-
valoir, mais pour prouver à cet ennemi qu'il ne peut pas
toujours compter sur de stupides approbateurs, lui aussi
fait sa cour à la publicité....... J'ai donné les *Sangsues
justifiées.*

Jamais les hommes célèbres n'apprennent avec indif-
férence le soin que l'on a de leur gloire..... J'ai adressé
quelques exemplaires de cette production au docteur
Broussais, qui m'écrit :

« J'ai reçu le paquet de brochures que vous m'avez
» fait l'honneur de m'adresser, ayant pour titre : *Les*

» *Sangsues justifiées.* J'ai lu ce petit ouvrage avec beau-
» coup de plaisir. Le talent que vous avez déployé à
» plaider la cause des sangsues, me fait *regrèter* que vous
» n'ayez pas accordé la même faveur aux autres moyens
» auxiliaires qui composent, avec ces animaux, le trai-
» tement approprié aux maladies inflammatoires.

» Recevez, avec mes remercîmens, l'expression de
» mon estime et de ma considération ».

B R O U S S A I S.

La faiblesse doit toujours céder à la main généreuse
qui la soutient et l'encourage. Je vais donc tâcher de
modérer ces *regrets*.

En donnant la justification des sangsues, je n'ai pas
prétendu donner un traité des maladies inflammatoires
selon la méthode du cygne actuel de la médecine. Ses
leçons, ses ouvrages, l'invariabilité des succès sont des
voix trop dominantes pour que la mienne soit entendue.
Seulement, j'ai voulu aider à maintenir ces animaux sur
le socle où vient de les replacer la main du génie, et où
ils demeureront malgré tous les efforts d'un transfuge de
la médecine; j'ai voulu préconiser les avantages de leurs
préliminaires, dans ces sortes de maladies où il importe
tant d'engager l'action par l'évacuation des capillaires
sanguins cutanés; j'ai voulu prémunir la trop confiante
crédulité contre des ouvrages qui peuvent causer autant
de maux que les compagnons d'Ulysse en déliant les
outres; enfin, j'ai voulu aussi dire quelque chose à la
gloire de celui qui mérite les embrassemens de la recon-
naissance publique.

C'est un bien triste rôle que celui de tourmenter les grandes réputations. Au lieu d'écrire à la toise ; au lieu de monter sur les tréteaux du charlatanisme, *Rouvière*, lui sans lettres de créance, pouvait se conserver pur, sans se brouiller avec son amour-propre, en se bornant à raisonner la nouvelle pratique médicale. Il paraît, au contraire, que ses opinions dans le public étaient un moyen trop lent pour son impatience à nuire. Semblable au médecin *Ménécrate*, grand coureur de rues pour se faire regarder comme extraordinaire, il a mieux aimé faire colporter son nom. Dans le vrai, ce n'est qu'en se mettant à braire que les ânes se font remarquer des passans.

Actuellement, je dis que cette nouvelle pratique médicale est le complément de la thérapeutique pour tous les cas où les sangsues doivent préluder ou succéder aux saignées générales. Dans le travail de toutes les inflammations, il y a chez tous les appareils sympathisans de la vitalité, un mouvement de vibration ou de constriction dont l'influence est plus ou moins désastreuse, selon que les systêmes influencés ont plus ou moins d'affinité avec le siège, plus ou moins d'aptitude à l'irritation. Bientôt, cet état devient affection concomitante, qui, quelquefois, simule tellement la *primitive*, qu'il faut de la sagacité pour l'en distinguer.

Le moyen de nullifier les effets toujours à craindre de la cause et de ses incursions, c'est le prompt emploi de tout ce qui est seul capable de les émousser, c'est-à-dire, des adoucissans, des délayans, des émolliens, des acidules, des bains, des *remèdes*, des fomentations, des anti-phlogistiques, des calmans même en frictions, mais sur-tout une grande réserve dans le régime. Il est certains cas où les sinapismes et les attractifs plus puissans opèrent une déviation qui, en soulageant l'organe stimulé, s'oppose à sa désorganisation qu'amènerait un état d'érection abandonné à lui-même ; car le silence de l'inflammation originaire n'entraîne pas toujours celui de la symptôma-tique.

Telles sont sommairement les *prescriptions* du docteur *Broussais*. C'est aussi de cette manière qu'il devait argumenter ; telle devait être sa logique médicale.

En effet, neutraliser ainsi les relations affectueuses, c'est préserver les malades de cette propagation, de cet accroissement de symptômes qui aggravent le caractère des maladies ; c'est les préserver de ces congestions, de ces engorgemens, de ces altérations chroniques et de ces débilités d'organes et de viscères qui n'étaient que trop communs sous l'ancienne pratique, et que l'on remarque encore tous les jours chez ceux qui s'abandonnent aux *entrepreneurs de guérisons avec diplôme.*

Contraria contrariis curare est un dogme médical. Ainsi, prescrire des toniques, des irritans, des échauffans dans les inflammations, n'est-ce pas inverser tous les principes, puisque c'est ajouter à l'activité des agens destructeurs ? N'est-ce pas donner la mort sous l'invocation de la science qui s'oppose à ses lois ? Comment peut-on décerner à l'absurdité des honneurs dus au discernement et à l'expérience du génie !!!

La *doctrine physiologique* du docteur *Broussais* est si belle dans l'histoire de la médecine, dans l'histoire de l'esprit humain, les conséquences en matière de salut en sont si lumineuses, si nécessaires, si efficaces dans leur application, que déjà les familles décimées par l'ancienne, donnent de nouvelles larmes à ceux qu'elles ont perdus ou qui ne vivent que dans un état de souffrance.

Elle y est si belle, que le retard de son adoption universelle permettra aux générations prochaines de douter que nous ayons mérité qu'un tel homme naquît parmi nous, puisque nous aurons souffert, pendant des années, que les cent gueules de l'Envie aient aboyé après lui, avant de le saluer *prince de la médecine*.

Que les systêmes de *Copernic*, de *Galilée* aient été *incriminés*, cela se conçoit, puisque les *incriminateurs* n'étaient que des ignorans aussi étrangers à l'astronomie que le premier pâtre qui souffla dans un roseau était étranger à la musique, c'est-à-dire, de très petits personnages à très hautes prétentions, c'est-à-dire, des prêtres; mais dans les temps actuels où l'esprit humain, sagement rebelle à leur influence, acquiert une grande force d'expansion, comment se fait-il que l'on coudoie le génie pour ne suivre que des conteurs de sornettes médicales! *Miror, quirites.*

L'estomac est la principale roue qui impulse et régularise la marche de notre organisation. Ainsi, qu'il se trouve *primitivement* ou *secondairement* affecté, il faut le surveiller. Si, dans le premier de ces deux cas, on le néglige, le nombre, la nature, la force des sympathies porteront le désordre dans toute l'économie; dans le second, il s'affectera d'autant plus dangereusement qu'à son tour il rendra plus rebelles ceux des organes et des viscères dont il n'aura fait d'abord que partager l'état de souffrance.

De même que les onctueux, les oléagineux, les alcohols, etc., ne pourraient qu'ajouter à la violence des embrâsemens; de même les irritans, les échauffans, les phlogistiques ne peuvent que donner main-forte à l'ensemble des lois qui conspirent contre la vitalité.

Ce qui est dit de l'estomac, peut se dire de tous les autres sièges inflammés. La plus petite dose d'intelligence suffit pour consacrer ces vérités. Si donc je ne puis mettre les aberrations médicales de *Rouvière* sur le compte de son ignorance, il faudra que je les mette sur celui de sa mauvaise foi. N'importe, *la volonté de Jupiter s'exécutera.*

Il n'est peut-être pas de science où les divagations et les écarts du raisonnement soient plus dangereux qu'en médecine. Une simple méprise suffit même pour faire ouvrir bien des tombeaux. C'est ainsi que s'expliquent aujourd'hui ces morts qui ont étonné et étonnent encore des familles et les praticiens eux-mêmes, morts occasionnées par des traitemens incendiaires. Un peu de terre couvre ces hécatomphonies de l'ignorance; mais ces praticiens!... Ils s'excusent sur la faux du squelette..., demandent paiement, et continuent.

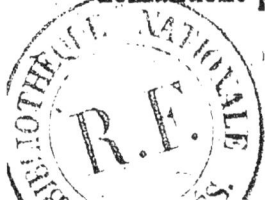

Pour faire honte à *Jovinien*, on affecta de lui étaler toutes les vertus de *Diogène*; la vue du tableau représentant *Palamède* condamné à mort par ses amis, jette le plus grand trouble dans l'âme d'Alexandre, en lui rappelant le traitement qu'il a fait à *Aristonicus*; Tacite n'écrivit *les Mœurs des Germains* que pour faire rougir Rome. Moi, pour porter la confusion et le repentir dans l'âme de *Rouvière*, au grand nombre de cas rapportés par le docteur *Broussais*, comme justificatifs de l'excellence, de la suprématie de sa pratique, et qui portent d'ailleurs avec eux toute l'autorité de son nom, j'en joindrai quelques-uns qui se sont passés sous mes yeux.

Une dame de cette commune est atteinte d'une *péritonite*. Le médecin (d'H....) administre l'ipécacuanha. Le mal empire......, on double la dose......, nouveaux progrès...., l'abdomen devient volumineux, le poulx se déprime..., le médecin est absent...., on m'appelle..., je propose des moyens diamétralement opposés....., on hésite..., il arrive..., il prépare 29 grains du même vomitif..., je me retire...., on me rappelle..., je réponds que je ne veux pas être témoin d'un empoisonnement...; elle meurt dans les effets du remède.

Un ouvrier contracte une catarrhale muqueuse. Notre médecin actuel parvient à lui faire parcourir sagement ses périodes... La sévérité du régime et l'impatience du malade lui font accepter d'un guérisseur ambulant une ample potion purgative à prendre en deux fois. Peu de minutes après l'introduction de la première, la maladie rayonne d'une force alarmante. Notre médecin est en

tournée...., on m'appelle..., je soupçonne la fraude...,
on en fait l'aveu... Après avoir jeté le reste, je m'occupe
de la maladie qui oppose une résistance à laquelle il fal-
lait s'attendre. Cependant les choses sont ramenées à
leur état précédent par l'emploi des mêmes moyens, ra-
tionnellement augmentés.

Une dame de V......, affectée d'une gastrite que l'im-
prévoyance a fait passer à la chronicité, éprouva, il y a
deux mois, une douleur sombre à la région pubienne.

Parce qu'il avait trouvé la langue sâle, le médecin
employa les vomitifs et les purgatifs. L'ignorant...!! cer-
taines questions de *localités* l'auraient convaincu que la
maladie est une inflammation insolite de l'organe géné-
rateur et de ses mouvances.

Qu'est-il résulté de ce traitement?... un état de défla-
gration que les *prescriptions* du docteur *Broussais* ont
modéré; mais la guérison?....... Elle est encore dans le
lointain : une maladie cruellement outragée ne se récon-
cilie pas facilement avec l'art. *Quis talia fando......*

Ces faits et autres antérieurs ont converti à la raison
et à la confiance bien des familles qui n'avaient besoin
que d'être éclairées de cette manière. Ainsi, à la honte
des déraisonneurs in-8º, voilà l'homme de la campagne
devenu flexible sous la main de l'instruction, lui que
l'orgueil et le plus dur des préjugés appellent *turpe et
mutum pecus.*

Dans toutes les circonstances où je devrai suppléer
l'absence de médecins, la doctrine du docteur *Broussais*

fera ma Sunamite, et en cela je me croirai tout justifié, car elle ressemble au placet de *Caritidès*, dont pas un mot ne peut se retrancher.

Chaque organe, chaque viscère a sa somme donnée d'action vitale. La rupture de l'équilibre désordonne l'ensemble de l'économie. La fin à se proposer est la rentrée de chacun d'eux dans ses attributions. Employer les toniques, les échauffans, les irritans, etc , c'est introduire dans l'ordre circulatoire, et sur-tout dans le laboratoire digestif dont l'influence est si dominante, un nouveau principe alimentaire d'excitation, et par conséquent un nouveau fauteur de désordre. Est-ce là exercer la médecine ?

Le docteur *Broussais* a traité son sujet bien lumineusement, car il y règne cet esprit d'observation qui saisit tous les détails, cette belle méthode et cette justesse de discernement que demande une exacte analyse des faits; ce génie de combinaison et de rapprochement qui distingue et classe savamment tous les rapports. Aussi, quiconque lit ses ouvrages doit redouter l'ancienne pratique autant que les Porticiens redoutent un simple gémissement du Vésuve.

La respiration aide singulièrement à la circulation du sang. Lorsqu'elle est longue, ample, uniforme, ce liquide pénètre et vivifie tout ce qui est de son département; lorsqu'elle est lourde, pénible, bruyante, irrégulière, l'abdomen et les extrémités se tuméfient. Un tel état tourmente les autres organes du grand ordre, et hâte la destruction de toute l'ordonnance vitale.

La suppression de quelqu'évacuation sanguine , soit habituelle, soit périodique, produit souvent ces sortes d'accidens. Après les saignées locales, faire entrer dans la circulation tout ce qui peut aider l'organe à recouvrer son jeu, établir des exutoires qui arrêtent les dispositions à la purulence, rendre plus salubre l'air athmosphérique, par l'encens, l'odeur du narcisse des prés et autres oxigènes, n'user que d'alimens analogues à une substance qui tend à sa désorganisation : voilà ce que prescrit la science bien raisonnée , celle du docteur *Broussais.*

Sa pratique est profondément réfléchie. Les organes et les viscères étant suzerains les uns des autres, ou plutôt, l'ensemble vital n'étant qu'une confédération contre la mort, l'état de souffrance d'un seul des confédérés doit attirer l'attention du praticien sur tous les autres. Souvent il arrive qu'une irritation intérieure demeure silencieuse et ne laisse pas d'exercer sur d'autres parties une excitation douloureuse. L'atelier digestif est toujours suspect en ce cas. Il faut donc en agir envers lui comme envers le pauvre honteux, le secourir sans qu'il le demande.

Quels doivent être ces secours?.... Choisissez entre la science et son charlatanisme.

Si les Sérapionistes et les systématiques ne veulent pas rompre d'une semelle devant la nouvelle doctrine, c'est qu'ils n'ont pas le courage de forcer leurs pensées à prendre le cours de la raison et des sentimens; c'est qu'ils pêchent par les *protubérances.*

Hyppocrate a dit : *vomitu vomitus curatur.* Aujourd'hui, cet aphorisme est une hérésie médicale. Une commotion au cerveau, une percussion à l'épigastre, la migraine, le *volvulus*, la colique, l'étranglement d'une hernie, la vue d'un objet dégoûtant, etc., déterminent le vomissement. Administrer alors les émétiques, c'est se jouer de la vie des malades, en sur-irritant un organe dont la réaction peut consommer le désordre chez celui qui le véhiculise.

Un Sicilien demandait au préteur un avocat pour une affaire qu'il avait à son tribunal. Le préteur lui ayant donné un homme d'une classe supérieure, mais d'un esprit très borné, il s'écria : *Quæso, pretor, adversario meo istum da patronum; deindé mihi neminem dederis.* Si, comme je le pense, *Rouvière* n'est que le croupier de la basse médecine, il faut convenir qu'elle ne pouvait guère mieux servir la cause du docteur *Broussais;* c'est une misérable îlote qu'elle met en comparaison avec *Hélène.* L'enchantement pourra durer quelque temps encore; mais un coup de baguette détruira tous ces jardins d'*Armide.*

Ce que je dis du docteur *Broussais,* tous les hommes éclairés l'ont déjà pensé. Je sais qu'il faut une certaine force d'âme pour attaquer des sots dont les sottises ne manquent pas d'approbateurs ostensibles ou secrets. Aussi, c'est moins contre *Rouvière,* contre ce *Sancho-Pança* de la médecine réfractaire que j'écris, que pour ceux qui doivent leurs lumières et leur influence à cette classe de citoyens encore trop faibles pour résister à l'action délétère de ses insinuations.

Il y a long-temps que l'homme éclairé, même étranger à la médecine, se permet d'en blâmer bien des pratiques. Je ne citerai ni *Molière*, ni *Montaigne* qui lui a préludé; mais je citerai un homme de la science, le docteur *Gouvion*, qui, il y a 74 ans, soutint en pleine académie, que la médecine de son temps faisait plus de mal que de bien aux hommes De-là ce distique :

Mortem aiunt nigrâ medici sub veste latere.
Ægrotas ?.... Medicum tu fuge, salvus eris.

A l'exception de quelques découvertes en anatomie et de quelques changemens de coquetterie dans les formules, la médecine était la même à l'avènement de BICHAT et de BROUSSAIS au trône médical, qu'en 1775. Qu'est ce donc que cette effusion de véracité chez le docteur *Gouvion*, sinon l'état de souffrance de son âme généreuse, en pensant que l'art de notre conservation n'était que celui de nous valoir des maux après d'autres maux ? En effet, chez presque tous ceux qui se sont fait et se font encore traiter d'inflammations par des praticiens qui ne parlent que de *rédondance humorale*, l'on remarque des rhumatismes articulaires, des douleurs arthritiques, des chronicités maladives, etc., qui ne sont autre chose que des métastases par suite d'inflammations plutôt aigries que secourues.

L'exercice de la médecine tient d'assez près à l'intérêt social pour ne pas être confié inconsidérément. Pourtant, combien d'imberbes, qui n'ont pour eux qu'un grand étalage d'expressions techniques, beaucoup de suffisance et de présomption!

Nous voyons pis encore. Quantité de prêtres, imitateurs en cela de leurs devanciers les Druides, qui eurent la supercherie de marier les systèmes politique, religieux et médical, s'annoncent publiquement comme *guérisseurs*, eux qui en savent moins encore que M. *Thomas Diafoirus*. Pour moi, j'aime mieux entendre parler les animaux de *La Fontaine* que tous les prêtres du monde.

Vénus ayant été méprisée des Lemniennes, elle leur donna une odeur si insupportable, que les maris préférèrent des captives de Thrace. Le docteur BROUSSAIS répand une telle suavité, que l'on pourra dire de tous les *Rouvière* présens et futurs : *Stercus suum cuique benè olet.*

.'. MAIRESSE.

Origny, juillet 1829.

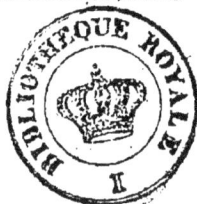

Vervins. Imprimerie de DELONCHAMPS.